MEYER-KÖNIG / LEITFADEN FÜR DEN UMGANG MIT Q-POTENZEN

Peter Meyer-König

Leitfaden für den Umgang mit Q-Potenzen

Ulrich Burgdorf
Verlag für homöopathische Literatur

Lektorat: Frank Seiß
Gesetzt aus der Sabon
Herstellung: Paderborner Druckzentrum, Paderborn

ISBN 3-922345-73-5

Danksagung

Hiermit möchte ich Herrn Peter Barthel und Herrn Dr. Gotthard Behnisch für ihre freundliche Hilfe bei der Vervollständigung dieses Leitfadens danken. Auch meinen Helferinnen Beate und Simone danke ich für ihre Hilfe als Projektbetreuerinnen. Ich bedanke mich auch bei meiner lieben Frau für die Korrekturlesungen der Entwürfe. Den letzten professionellen Schliff erhielt das Werk durch Herrn Frank Seiß, Lektor des Burgdorf Verlages. Auch ihm vielen Dank für seine Beiträge.

Inhaltsverzeichnis

Vorwort

Nachdem ich zehn Jahre lang Homöopathie mit C-Potenzen praktiziert hatte, bin ich durch die Vorträge des Kollegen Georg v. Keller »Über Q-Potenzen« und »Über Hochpotenzen« (10, 11) sowie durch einen Vortrag von Thomas v. Grudzinski im November 1991 in Ulm motiviert worden, mich mit den Q-Potenzen näher zu befassen. Nach ausgiebigem Studium der 6. Auflage des *Organon* (1921) begann ich 1991 LM-Potenzen und Q-Potenzen in meiner Praxis einzuführen. Zudem zog ich weitere Literatur hinzu, unter anderem A. Choudharys Buch »50 Millesimal Potency in Theory and Practice« (3) und die »Chronischen Krankheiten« von Samuel Hahnemann (6), besonders Band 1.

Die Verbesserung meiner Erfolge bei der Behandlung chronisch kranker Patienten war so deutlich, daß ich mich daran gemacht habe, meine Erfahrungen und die überlieferten Kenntnisse zusammenzufassen, um sie, in leicht verständlicher Form, einem breiten Anwenderkreis zugänglich zu machen.

1 *Der Unterschied zwischen Q-Potenzen und LM-Potenzen*

Hahnemann beschreibt in der 6. Auflage des *Organon* die Herstellungsweise seiner »neuen Dynamisationen«. Er selbst hat keine spezielle Bezeichnung für diese neuen Potenzen geschaffen. Künzli legt 1960 in einem Aufsatz (13) die Herstellung der neuen Potenzen nach Hahnemanns Vorschrift dar. In dieser Arbeit tauchen die Bezeichnungen Q-Potenz und LM-Potenz auf; wo diese Bezeichnungen entstanden sind, wird nicht gesagt. Künzli schreibt, daß der Begriff der Q-Potenzen von der römischen Zahl quinquaginta milia abgeleitet ist, die für 50000 steht, und so gibt er seiner Abhandlung den Titel »Die Quinquagintamillesimalpotenzen«. Klunker (12) korrigiert diese Bezeichnung und führt aus, daß es philologisch richtig Quinquagiesmillesimal-Potenzen* heißen müsse.

Künzli (13) gibt ferner an, daß sich auch der Name LM-Potenzen eingebürgert habe. Der Name stamme von der römischen Zahl LM, was ebenfalls 50000 bedeute. Dies ist jedoch nicht korrekt. LM heißt 1000 weniger 50 und bedeutet demnach die Zahl 950. Beide Bezeichnungen, Q- und LM-Potenz, wurden für eine Potenzreihe verwendet, die in Verdünnungsschritten von 1:50000 hergestellt wird.

Die Herstellungsvorschriften Hahnemanns aus den Paragraphen 247–248 und 264–271 *Organon* (6. Auflage) wurden im Homöopathischen Arzneibuch (HAB 1) als gesetzliche Grundlage für die industrielle Herstellung der Potenzen verwendet. In diesem HAB 1 (9) wird die Bezeichnung LM-Potenz eingeführt. Um Verwechslungen, vor allem mit der 50000.C-Potenz, die ebenfalls LM ge-

* Auszusprechen quinquagi-es, mit langem e.

nannt wird, zu vermeiden, läge es zunächst näher, nur von Q-Potenzen zu sprechen (siehe jedoch S. 12 unten!).

Barthel (2) und Grimm (5) haben zur Herstellung von Q-Potenzen und LM-Potenzen ausführlich Stellung genommen, so daß ich nicht näher darauf eingehen möchte. Für die Wirksamkeit der Q-Potenzen ist die genaue Befolgung der Anweisungen Hahnemanns in § 270 *Organon** bei der Herstellung entscheidend. Im HAB 1 wurden offensichtlich im Interesse einer rationellen Produktion einige Kompromisse gemacht, besonders bezüglich der Globuligröße und der Rohsubstanz. Diese Kompromisse bewirken nach Barthel (2) und Grimm (5) Qualitätsverluste, ein Faktor, der bei der Beurteilung der Reaktionen der Patienten berücksichtigt werden muß. Je besser die Qualität eines Heilmittels ist, infolge korrekter Herstellung, um so besser können und müssen wir die Reaktionen des Organismus beachten, weil die Reaktionen schneller, heftiger und präziser erfolgen. Aus diesem Grunde müssen Hahnemanns Anweisungen genau bekannt sein und befolgt werden.

Manche Firmen stellen die hier beschriebenen Potenzen nach den Vorschriften des HAB 1 her. Sie nennen ihre Potenzen in den meisten Fällen LM-Potenzen. Andere Firmen halten sich bei der Herstellung genau an Hahnemanns Anweisungen und bereiten 50000er-Potenzen nur mit der korrekten Globuligröße und, falls es sich um eine pflanzliche Arzneisubstanz handelt, aus Frischpflanzen zu.

Da sich beide Bezeichnungen eingebürgert haben, wäre es sinnvoll, in Zukunft die nach dem HAB 1 hergestellten 50000er-Potenzen als LM-Potenzen zu bezeichnen und die genau nach § 270 hergestellten 50000er-Potenzen als Q-Potenzen zu bezeichnen.

* Wenn im folgenden ohne nähere Kennzeichnung das *Organon* zitiert wird, ist immer die 6. Auflage gemeint. Der § 270 *Organon* ist auch im Anhang dieses Bändchens wiedergegeben (vgl. S. 49ff).

Eine Vorstellung davon, in welchen Verdünnungsdimensionen Sie sich mit den Q-Potenzen im Vergleich zu den C-Potenzen bewegen, soll Ihnen folgende Aufstellung vermitteln:

Q	1	entspricht etwa	C	5
Q	4	entspricht etwa	C	12
Q	12	entspricht etwa	C	30
Q	30	entspricht etwa	C	70
Q	80	entspricht etwa	C	200

Die rechnerische Ähnlichkeit der Dimensionen der *Verdünnung* darf jedoch auf keinen Fall als Grundlage für einen Vergleich der *Wirkung* betrachtet werden. Beide Methoden der Potenzierung folgen dem Prinzip der wechselweisen Verdünnung und Dynamisation durch Verschüttelung. Auch unabhängig von dem Ausmaß der Verdünnung und der Zahl der Schüttelschläge haben die verschiedenen Potenzierungsweisen spezifische Auswirkungen auf die Heilkraftentfaltung der Arznei. Für Hahnemann war die Q30 als höchste Potenz ausreichend. Ich selbst habe die Erfahrung gemacht, daß die Q-Potenzen bis Q30 in ihrer Wirkung ausreichend waren, wenn ich Hahnemanns Empfehlung, mit den niedrigsten Potenzen zu beginnen und die Potenz dann Schritt für Schritt zu erhöhen, gefolgt bin. Auch bezüglich der C-Potenzen genügte Hahnemann, der vorübergehend auch mit C200 experimentiert hat, die C30 völlig. Die höheren C-Potenzen, die in Amerika verwendet wurden, wären möglicherweise nie hergestellt worden, hätte man damals von den Q-Potenzen gewußt.

Hahnemanns Experimente führten zu der Erkenntnis, daß der schrittweise Wechsel von Verdünnung und Verschüttelung eine Heilkraftentfaltung der Ausgangssubstanz bewirkt. Je höher also die Verdünnung und Verschüttelung, um so stärker die Heilkraftentfaltung. Diese Heilkraftentfaltung kann jedoch nur dann eine Reaktion des

Organismus hervorrufen, wenn beide Vorgänge im Wechsel durchgeführt werden. Hahnemann erkannte, daß bei den C-Potenzen mit den Verdünnungsschritten 1:100 ein Mißverhältnis zwischen der Verdünnung und der Verschüttelung entsteht. Die Verdünnung reicht nicht aus, um eine angemessene Harmonie mit der Dynamisierung zu erreichen, so daß die Kräfte der Arzneisubstanz sich nicht optimal entwickeln können; werden, um diesem Problem abzuhelfen, sehr viele und starke Schüttelschläge verwendet, so wird die Arzneiwirkung zu massiv und möglicherweise gefährlich. Schmidt (16) beschreibt in einer Übersicht Hahnemanns tastende Suche nach einer Verbesserung der Arzneikraftentfaltung. In vielen kleinen Schritten entwickelte er die Herstellung entsprechend seinen Beobachtungen weiter. Die Logik seines Vorgehens wird in Schmidts Übersicht deutlich erkennbar. Schon bevor Hahnemann mit den Verdünnungen von 1:50000 experimentierte, hat er die C-Potenzen in Form von Globuli in Wasser aufgelöst, die Lösungen verschüttelt und wiederholt einnehmen lassen, um die Brisanz der Wirkung, die sich aus dem Mißverhältnis zwischen zuviel Schüttelschlägen und zu geringer Verdünnung ergab, abzumildern.

Die Entwicklung der Q-Potenzen als Krönung von Hahnemanns Schaffen ist die logische Konsequenz unermüdlichen Forschens. Die adäquate Heilkraftentfaltung der Q-Potenzen mit ihren hohen Verdünnungsschritten war das Resultat dieser Arbeit.

2 *Der Indikationsbereich von C- und Q-Potenzen*

Bevor ich erkannte, welches Juwel Hahnemann uns mit den Q-Potenzen hinterlassen hat, habe ich meine Patienten ausschließlich mit C-Potenzen behandelt. Als ich von der Existenz der Q-Potenzen erfuhr, war ich gezwungen, zwei widersprüchlich erscheinende Faktoren miteinander in Einklang zu bringen.

Einerseits ist es unbestritten, daß mit den C-Potenzen, bis zu den höchsten Potenzen hinauf, durchaus beachtenswerte Erfolge erzielt werden können. Andererseits hat sich Hahnemann nicht ohne Grund mit der Existenz der C-Potenzen nicht zufrieden gegeben und systematisch weitergeforscht, um eine Verbesserung zu erreichen. Wo liegt das Geheimnis, welches diesen Widerspruch auflösen kann?

Bevor ich begann, die Homöopathie zu erlernen, praktizierte ich jahrelang die Neuraltherapie. In dieser Zeit benutzte ich Procain für die Injektionen, und es geschah häufig, daß Patienten nach der Injektion kollabierten. Ich suchte nach der Ursache dieses Übels und bekam von dem Kollegen Aschoff aus Wuppertal den Tip, das Buch »Der Schlüssel zum Leben« von Dr. med. M. Curry (4) zu lesen. Dort fände ich des Rätsels Lösung.

In diesem Buch berichtet Curry von seinen meteorologischen Forschungen. Er beschreibt, daß es unter den Menschen zweierlei Reaktionstypen gibt. Curry fand heraus, daß sich der eine Typ in den subtropischen feuchten und ozonarmen* Luftmassen, die mit den Warmfronten vom Atlantik nach Europa kommen, unwohl fühlt. Der andere

* Es handelt sich hier um Ozon, der durch die wetterbedingten Luftbewegungen aus der Mesosphäre in die untersten Luftschichten gelangt. Curry nennt diesen Ozon Aran, damit er nicht mit dem Ozon verwechselt wird, der bei Smog entsteht.

Typ fühlt sich in den trockenen, arktischen, ozonreichen Luftmassen, die bei Ostwindlagen aus Sibirien nach Europa strömen, unwohl. Curry fand 40 Kriterien, anhand derer die warmfrontempfindlichen Typen (W-Typen) von den kaltfrontempfindlichen oder K-Typen unterschieden werden können. Der W-Typ hat eine positive Beziehung zu Buntmetallen und ist eher ein warmblütiger, fröhlicher, rotgesichtiger Mensch mit einer kleinen Dehiszenz zwischen den oberen Schneidezähnen. Seine Nasenlöcher sind eher rund. Er ist dem sanguinischen und dem cholerischen Temperament zuzuordnen.

Der K-Typ hingegen ist eher ein blasser, etwas griesgrämig aussehender Mensch mit herabgezogenen Mundwinkeln, der sich in der atlantischen Warmluft, die sehr ozonarm ist, wohler fühlt. Seine Schneidezähne sind dicht geschlossen aneinanderstehend. Er kann Weißmetalle besser vertragen (Silberschmuck). Seine Nasenlöcher sind schmal und lang. Er ist dem eher phlegmatisch-melancholischen Menschentyp zuzuordnen.

Nasenform eines W-typischen Menschen

Nasenform eines K-typischen Menschen

Der W-Typ nun verträgt Procain besser, zum K-Typ paßt besser Xylocain. Seit ich Currys Typologie bei der Anwendung der Neuraltherapie berücksichtigt habe, ist kein Patient mehr nach der Behandlung kollabiert. Sollte dieser Unterschied in der Reaktionsweise auch auf die Wahl der Potenzierungsweise anwendbar sein? Von dieser Überlegung geleitet, habe ich eine systematische Untersuchung begonnen und geprüft, welcher der beiden von Curry beschriebenen Menschentypen besser auf Q-Potenzen und welcher besser auf C-Potenzen reagiert.

Die Ergebnisse meiner Untersuchung lauten in der Quintessenz so: Der sanguinisch-cholerische W-Typ reagiert *schnell* auf äußere Einflüsse. Auch in seiner Krankheitsreaktion neigt er eher zu akuten entzündlichen Erkrankungen. Solche schnell reagierenden Menschen können die plötzlich einsetzende und kräftiger wirkende Heilenergie der C-Potenzen in ihrem Organismus *rasch* in eine nachhaltige Heilung umsetzen. Entsprechend können sie mit C-Potenzen gut behandelt werden.

Der melancholisch-phlegmatische Typ reagiert auf Veränderungen in seinem Umfeld wesentlich *träger.* Er neigt eher zu chronisch-degenerativen Erkrankungen. Auf die plötzlich freiwerdende Heilkraft einer C-Potenz kann er nicht so schnell reagieren. Nach meinen Beobachtungen verpufft bei diesem Typ ein wesentlicher Teil der Heilenergie einer C-Potenz, bevor der Organismus die gesamte Heilkraft aufnehmen kann. Daher kommt der Heilprozeß beim K-Typ nur *langsam* in Gang. Die Wirkung einer Einzelgabe in C-Potenz kann sich hier verlieren, bevor ein echter und vollständiger Heilungsprozeß angeregt werden konnte. Derartige ›halbe‹ Heilwirkungen sind im allgemeinen nicht leicht zu interpretieren: Wurde das falsche Mittel gegeben? War die Potenz zu schwach? Liegen andere Heilungshindernisse vor? In dieser Situation ist die von Curry beschriebene Unterscheidung in kaltfrontempfindliche K-Typen und warmfrontempfindliche W-Typen eine große Hilfe, weil wir bei Berücksichtigung dieses Gesichtspunkts den Parameter einer falschen Potenzwahl (C- oder Q-Potenz) reduzieren können.

Verabreicht man träge reagierenden, melancholisch-phlegmatischen Charakteren, die dem K-Typ zuzurechnen sind, Q-Potenzen, und zwar zur täglichen Einnahme über ein bis zwei Wochen, so erhält deren Organismus durch die täglichen Anstöße die Chance, sich allmählich auf die Heilbewegung einzustellen. Die Heilkraft kann somit langsam, entsprechend den Fähigkeiten des Organismus, einen Heilprozeß in Gang setzen. Dadurch erreicht man bei diesem Menschentyp trotz seiner Reaktionsschwäche eine Heilung, die bei der Behandlung mit C-Potenzen nur schwer zu erzielen ist.

Bei einem großen Teil der Menschheit ist die genaue Differenzierung in cholerisch-sanguinische oder phlegmatisch-melancholische Typen nicht eindeutig möglich. Man kann die Verteilung dieser Typen mit einer Gaußschen Kurve darstellen.

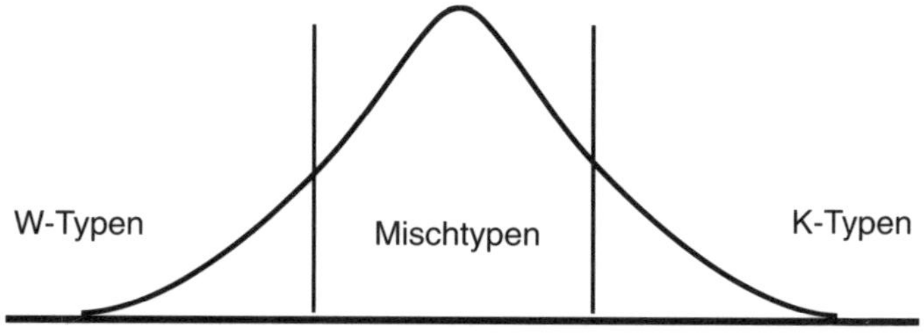

Gaußsche Normalverteilung der W- und K-Typen

Im Mittelfeld der Kurve dominiert der schwer zu definierende Mischtyp. Auf der linken Seite der Verteilungskurve findet sich der eindeutig definierte W-Typ, während rechts der eindeutig definierte K-Typ angesiedelt ist. Bei Patienten, die einer dieser Randzonen klar zugeordnet werden können, ist es sinnvoll, sie entsprechend ihrer Typologie zu behandeln. Der W-Typ sollte C-Potenzen, der K-Typ Q-Potenzen erhalten. Im mittleren Bereich ist es eine Ermessensfrage, wie man behandeln will. Aus den Krankenjournalen Hahnemanns ist zu entnehmen, daß Hahnemann in seiner Pariser Zeit nach 1838 überwiegend Q-Potenzen verwendete. Er hat aber auch bei akuten interkurrenten Erkrankungen C30 verordnet, wenn das Heilmittel nicht als Q-Potenz vorhanden war, um danach als antipsorische

Nachkur Sulfur Q5 folgen zu lassen. Dieses Vorgehen unterstützt meine Vorstellung, daß C-Potenzen bei akut entzündlichen Erkrankungen gegeben werden sollten. Bei chronischen Kuren bevorzuge ich die Q-Potenzen. Damit können beide Krankheitsverläufe entsprechend ihrem Tempo mit der passenden Arzneiform behandelt werden.

Während der Umstellung meiner Behandlung habe ich festgestellt, daß es problemlos möglich ist, Patienten, die bisher C-Potenzen erhalten haben, auf Q-Potenzen umzustellen. Nur ein sehr kleiner Prozentsatz von Patienten war von den Q-Potenzen in Form von täglich einzunehmenden Tropfen nicht begeistert. Sie wollten weiterhin C-Potenzen in Globuliform haben, weil sie dann mit der Einnahme fertig sind und nicht über längere Zeit an die tägliche Einnahme denken müssen. Eine Überprüfung ergab, daß vor allem W-Typen die Globuliformen der C-Potenzen bevorzugten.

3 *Die Zubereitung der Q-Potenzen für die Einnahme*

Hahnemann gibt in § 248 *Organon* (vgl. S. 47 dieses Bandes) genaue Anweisungen, wie die Arznei für den Patienten zur Einnahme zuzubereiten ist. Er beschreibt zwei Möglichkeiten der Verdünnung. Bei der ersten Variante handelt es sich um einen einstufigen Prozeß, in dem in einer Menge zwischen 8 und 40 Eßlöffeln Wasser ein Globulus der Q-Potenz aufgelöst wird. Von dieser Lösung erhält der Patient 8–11 Tage lang täglich die individuell zu bestimmende Menge (die in Kaffeelöffeln angegeben werden kann), wobei vor jeder Gabe das Gefäß acht- bis zwölfmal kräftig auf eine feste Unterlage aufgeschlagen wird.

Bei der zweiten Variante erfolgt die Verdünnung in zwei Stufen. Zuerst erfolgt die Auflösung eines Globulus der Q-Potenz in 7–8 Eßlöffeln Wasser (ca. 60 ml). Von dieser Lösung wird vor jeder Gabe, nach einmaligem kräftigem Aufschlagen des Gefäßes auf eine feste Unterlage, ein Eßlöffel in ein zweites Glas gegeben, das 8–10 Eßlöffel Wasser enthält. Nach kräftigem Umrühren nimmt der Patient aus diesem zweiten Glas die individuell bestimmte Flüssigkeitsmenge ein. Der Rest wird weggeschüttet.

Hahnemann empfiehlt, in die Lösungen, die zur Aufbewahrung bestimmt sind, etwas Weingeist zu geben, um das Wasser vor Verderbnis zu bewahren.

Bei der Produktion der Q-Potenzen erhält jede Potenz 100 Schüttelschläge (§ 270 *Organon*), so daß Q 1 mit 100, Q 2 mit 200 Schlägen verschüttelt wird usw. Wenn der Patient 7–8 Tage lang eine Q 1 einnimmt und der Potenz vor jeder Einnahme 8–12 Schüttelschläge zuführt, so bekommt die 1. Gabe 108–112 Schläge, die 2. Gabe 116–124, die 3. Gabe 124–136 usw. Die 8. Gabe enthält 164–196 Schüttelschläge. Die Zahl der Schüttelschläge geht kontinuierlich weiter, wenn ab der 8. Gabe die Einnahme mit der nächsthöheren Potenz fortgesetzt wird (Q2 entspricht dann 200 + ... Schlägen usw.).

Da die Arzneimittel heute sehr häufig mit der Post verschickt werden müssen, muß man aufgrund des Portos oft eine kleinere Flasche wählen. Aus diesem Grunde empfehle ich, 1 Globulus der Q-Potenz gesondert von einer 10-ml-Flasche mit 7 ml 20%igem Alkohol versenden zu lassen. Damit wird eine unkontrollierte Verschüttelung auf dem Transport vermieden (vgl. § 270 *Organon*). Der Patient kann dann das Kügelchen selbst in die Flasche einbringen. 20%igen Alkohol wähle ich, weil dies die untere Grenze ist, bei der die Tropfer noch funktionieren. Es gibt auch die Möglichkeit, volle Flaschen zu verschicken, da dann für eine unerwünschte Verschüttelung beim Transport kein Raum mehr ist. Der Patient sollte in diesem Fall vor der ersten Einnahme 2 ml abgießen, damit der Inhalt gut verschüttelt werden kann.

Nach zehnmaligem kräftigem Aufschlagen der Flasche auf eine feste Unterlage (z.B. ein Buch) gibt der Patient pro Dosis 10 Tropfen in ein Glas Wasser und rührt die Lösung kräftig mit einem Plastiklöffel um, um eine innige Vermischung zu erreichen. Bei gechlortem Wasser ist es ratsam, das Wasser einige Stunden vorher in das Glas zu füllen, damit das Chlor aus dem Wasser entweichen kann. Das Abkochen des Wassers beschleunigt diesen Vorgang. Es sollte während der Einnahme immer dasselbe Glas benützt werden.

Danach werden aus diesem Glas ein bis zwei Teelöffel Flüssigkeit in den Mund genommen. Das Medikament soll ca. 30 Sekunden im Mund behalten und verteilt werden. Der Rest wird weggeschüttet. Bei dieser Dosierung reicht der Inhalt der Flasche für etwa 7–12 Tage, da die Tropfergröße unterschiedlich sein kann. Die Zahl der Gaben soll nicht größer sein (§ 248 *Organon*). Die längere Einnahme der gleichen Potenz nach Auftreten der Nachwirkung kann eine komplizierende Kunstkrankheit erzeugen (§ 247 *Organon*).

Behnisch hat die Erfahrung gemacht, daß bei komplexen chronischen Krankheitsbildern die Gabe von täglich 10 Tropfen auf 5 oder 2 Tropfen pro Glas Wasser reduziert werden kann. Dadurch bekommt die geschwächte Lebenskraft des Kranken noch mehr Zeit, auf die häufigen und schwächeren Heilimpulse zu reagieren. Die Zahl der jeweils vor der Einnahme erfolgenden Schüttelschläge soll dabei aber, entsprechend den Empfehlungen in Kapitel 4.2, auf 5 oder 2 reduziert werden, um die Kontinuität der Dynamisationssteigerung von Gabe zu Gabe und von Potenz zu Potenz zu wahren. Es gilt die Faustregel: So viel Schüttelschläge wie Tropfen.

4 *Die Verabreichung*

4.1 *Die Potenzwahl*

Zur Dosologie im Umgang mit Q-Potenzen gibt Hahnemann klare Anweisungen. Er empfiehlt, sowohl bei akuten als auch bei chronischen Fällen mit der Q1 zu beginnen und kontinuierlich die Potenzen zu steigern, bis die Reaktionen des Patienten eine Unverträglichkeit des Mittels signalisieren (§§ 280/281 *Organon*).

Die Behandlung mit hohen und höchsten Q-Potenzen, wie sie teilweise propagiert wird, entspricht nicht Hahnemanns Anweisungen. Kuren, die bei LM/Q6 beginnen und dann in größeren Sprüngen in höhere Potenzbereiche fortgesetzt werden, sind eine unnötige Belastung für den Patienten. Ich habe festgestellt, daß man dabei relativ schnell an die von Hahnemann eingehaltene Grenze von Q30 kommt, ohne daß der Patient beschwerdefrei geworden wäre. Die Deutung der Reaktionen ist bei dieser Therapie in ›Känguruhsprüngen‹ wesentlich schwieriger als bei kontinuierlicher Steigerung um jeweils einen Potenzierungsschritt, beginnend mit der Q1. Die Erfahrung hat mich gelehrt, daß die Reaktionen der Patienten am besten zu erkennen und zu bewerten sind, wenn die Anweisungen Hahnemanns genau befolgt werden.

4.2 *Die Dosologie*

Für die Einnahme der Q-Potenzen gibt es im Rahmen von Hahnemanns Anweisungen eine große Zahl von Variationsmöglichkeiten.

Da es noch zuwenig praktische Erfahrung mit diesen Möglichkeiten gibt, sollte in den nächsten Jahren in einer gemeinsamen Anstrengung aller homöopathischen Ärzte diese Wissenslücke durch Erfahrungsaustausch geschlossen werden. Wir müssen die Informationen, die aus Hahnemanns Pariser Krankenjournalen hervorgehen, systematisch erproben. Dann erst können diese Feinheiten im Umgang mit den homöopathischen Medikamenten von den homöopathischen Ärzten allgemein genutzt werden.

Um die homöopathische Dosologie verstehen zu können, müssen wir das mechanistische naturwissenschaftliche Denken um die Dimension der Informatik erweitern. Ein Lebewesen reagiert eben nicht wie eine Maschine mit einer festgelegten Reaktion auf eine bestimmte Veränderung. Es kann selektiv auf bestimmte Reize reagieren oder auch nicht. Verschiedene Lebewesen können auf den gleichen Reiz individuell verschieden reagieren.

Wir kennen die Prozesse im Inneren eines Lebewesens noch zu wenig, um darüber genaue Aussagen machen zu können. Insofern ist das Wesen des Menschen für uns noch immer eine ›black box‹. Die Kommunikation mit dem Wesen des Menschen jedoch folgt, wie Hahnemann gezeigt hat, klar erkennbaren Gesetzen. Sie hat zwei Eckpfeiler. Erstens ergibt die Einführung des Begriffs »Verstimmung der Lebenskraft« eine Möglichkeit, mit einem ›Partner‹ im Patienten zu kommunizieren, der mit Hilfe der Symptome anzeigt, daß ein Heilmittel benötigt wird. Zweitens haben die homöopathischen Therapeuten die Möglichkeit, mit Hilfe der Simileregel die Aussagen der verstimmten Lebenskraft zu verstehen, indem sie die Symptome mit den Arzneibildern vergleichen, bis sie das ähnlichste und damit das heilende Mittel gefunden haben.

Die Informatik benutzt als Agens nicht Substanzen, sondern energetische Impulse. Da der homöopathische Arzt nicht den Körper behandelt, sondern eine Umstimmung der Lebenskraft erreichen will, muß er auch eine Energieform als Therapeutikum benutzen. Diese umstimmende Energie steckt in den homöopathischen Arzneimitteln.

Für die Dosologie ist daher die Qualität und die Quantität des Impulses wichtig. Die Qualität bestimmt sich aus der Ähnlichkeit des Arzneimittelbildes mit den Symptomen des Patienten. Die dynamische Quantität ergibt sich aus der Höhe der Potenz und der Art der Verabreichung dieser Potenz. Bezüglich der Potenzwahl hat Hahnemann eindeutige Anweisungen gegeben (§ 270 *Organon*, Fußnote S. 248f, letzter Satz; in diesem Band: Fußnote 5, S. 51f). Es soll mit der niedrigsten Potenz begonnen werden, und wenn nötig, soll die Potenz kontinuierlich erhöht werden.

Bei der Art der Verabreichung haben wir zahlreiche Möglichkeiten, uns der individuellen Reaktionsweise des Patienten anzupassen. Aus diesem Grunde lohnt es sich schon, die Variationsmöglichkeiten der Dosologie zu bedenken und zu erproben. Damit Sie erkennen können, welche Variationsmöglichkeiten wir in der Dosologie haben, möchte ich einige Möglichkeiten aufzählen.

1. In das Fläschchen mit den 7 ml 20%igem Alkohol können ein oder mehrere Globuli eingefüllt werden.

2. Der Patient kann von dem Glas Wasser, in das die 10 Tropfen gegeben wurden, unterschiedlich große Mengen einnehmen. Der Patient kann bei der ersten Gabe einen Löffel aus dem Glas entnehmen, bei der zweiten, neu zubereiteten Gabe am nächsten Tag zwei Löffel und so die Tagesmenge von Tag zu Tag steigern, bis er Reaktionen zeigt. So kann die individuelle Empfindlichkeit des Patienten gefunden werden. Die so gewonnene Erfahrung ermöglicht es, daß bei späterer Verordnung eines Mittels von Anfang an die richtige Dosis empfohlen werden kann. Zusätzlich kann die Intensität der Gabe gesteigert werden durch gleichzeitige Ein-

reibung des Mittels in die Ellenbeuge (vgl. *Organon* §§284, 285).

3. Der Patient kann das Mittel mehrere Male verdünnen, indem er außer dem ersten Glas, in das die 10 Tropfen verrührt wurden, noch ein zweites, drittes oder viertes Glas zubereitet, wobei er in das zweite Glas einen Kaffeelöffel aus dem ersten Glas umfüllt. Er kann nach kräftigem Umrühren aus dem zweiten Glas einen Kaffeelöffel einnehmen oder einen Kaffeelöffel in ein drittes Glas umfüllen und daraus nach erneutem kräftigem Rühren einen Kaffeelöffel entnehmen. Ein einfacheres Verdünnungsverfahren wäre das Ausschütten des Glases bis auf einen geringen Rest, mit nachfolgendem Wiederauffüllen desselben und kräftigem Verrühren. Derartige mehrfache Verdünnungen sind besonders bei sehr empfänglichen Patienten sinnvoll (vgl. *Organon* §248 Fußnote und §281).

4. Der Patient kann in hochakuten Fällen das Mittel alle 10–20 Minuten einnehmen. In chronischen Fällen kann er die Abstände zwischen den verschiedenen Mittelgaben auf mehrere Tage ausdehnen.

5. Der Patient kann in hochakuten Fällen von der einmal vorbereiteten Medizin stündlich einen weiteren Löffel einnehmen, jeweils nach kräftigem Rühren.

6. Der Patient kann das Medikament schematisch einmal täglich morgens oder abends vor dem Zähneputzen einnehmen, bis eine Verschlechterung eintritt. Er kann aber auch die Mitteleinnahme bedarfsgerecht gestalten. So kann er, wenn die akuten Symptome einmal abgeklungen sind, die Arznei immer dann wieder einnehmen, wenn die Beschwerden wieder auftauchen oder die Dynamik des Heilprozesses zum Stillstand kommt.

7. Der Patient kann pro Dosis 5 oder 2 Tropfen anstelle von 10 Tropfen in das Glas geben. Das hat sich nach den Erfahrungen von Behnisch vor allem bei chronisch Kranken bewährt. Ich empfehle bei diesem Verfahren, die Zahl der Schüttelschläge pro Dosis so zu reduzieren, daß die Zahl aller Schüttelschläge, die insgesamt auf die 7 ml entfallen, 100 nicht übersteigt. Damit soll erreicht werden, daß innerhalb der Hunderterschritte von Potenz zu Potenz eine kontinuierliche Steigerung der Zahl der Schüttelschläge von Gabe zu Gabe gewährleistet ist. Daher gilt die Regel:

bei	10 Tropfen	10 Schüttelschläge	10 Tage lang
bei	5 Tropfen	5 Schüttelschläge	20 Tage lang
bei	2 Tropfen	2 Schüttelschläge	50 Tage lang

So ergibt sich in allen Fällen eine Gesamtzahl von 100 Schüttelschlägen.

4.2.1 *Bei akuter Erkrankung*

Je akuter die Erkrankung, um so kürzer die Abstände zwischen den Mittelgaben (§ 270 *Organon*, Fußnote S. 248f, letzter Satz; in diesem Band: Fußnote 5, S. 51f). Eine hochakute Appendizitis oder Meningitis oder eine Bewußtlosigkeit nach Commotio fordert eine Verabreichung des Mittels in Abständen von 2–15 Minuten, wenn der Patient auf die Mittelgabe positiv reagiert und die Reaktion nach kurzer Zeit wieder nachläßt. Bei einer Fingerphlegmone oder einem grippalen Infekt empfiehlt sich die stündliche Gabe. Diese häufigen Gaben werden so lange fortgesetzt, bis der Patient eine nachhaltige Besserung seines Befindens zeigt. Dann können die Abstände entsprechend verlängert werden, d. h., wenn sich der Patient nach einer Gabe wohler fühlt, macht man eine Pause von zwei bis drei Stunden oder man wartet, bis sich ein Rückfall ankündigt. Dann folgt die nächste Gabe (siehe Abb. 3, S. 44).

Je mehr sich der Patient seiner Heilung nähert, um so länger werden die Abstände, bis die nächste Gabe erforderlich ist. Dadurch ergibt sich bei akuten Erkrankungen zwangsläufig eine Beendigung der Therapie, wenn keine Symptome mehr da sind.

4.2.2 *Bei chronischer Erkrankung*

Bei einer chronischen Erkrankung im Sinne von Hahnemanns Definition in den *Chronischen Krankheiten* (Band 1, S. 6–7) empfiehlt Hahnemann bei guter Lebenskraft eine Gabe täglich.

Bei sehr schwachen und alten Patienten kann eine Gabe täglich die Lebenskraft schon zu stark beanspruchen. Aus diesem Grunde ist für die Behandlung schwächlicher Menschen von vornherein eine Gabe alle zwei oder drei Tage oder täglich, aber mehrfach verdünnt, indiziert. Je chronischer die Krankheit ist, um so länger braucht man unter Umständen Geduld, bis eine Reaktion des Patienten auf das Mittel eintritt. Nach Absetzen des Mittels kann der Heilprozeß monatelang weitergehen.

4.3 *Die beste Zeit für die Mittelgabe*

In der Praxis werden wir bei Fällen akuter Krankheit meistens dann von den Patienten konsultiert, wenn die Krankheit einen gewissen Höhepunkt erreicht hat. Der richtige Zeitpunkt für die Verabreichung des Arzneimittels ergibt sich somit in den meisten akuten Fällen von selbst. Die Symptome sind bereits deutlich ausgeprägt, so daß eine Arzneiwahl gut möglich ist. Es besteht ein Zustand hoher Erregung und Empfänglichkeit der Lebenskraft.

Es gibt jedoch eine Ausnahme: Ängstliche Menschen werden den Arzt gelegentlich schon konsultieren, bevor die Symptome voll ausgebildet sind. In diesem Fall ist eine sichere Arzneiwahl nicht immer möglich. Hier müssen wir den Patienten eine Zeitlang vertrösten, bis die Erkrankung einen gewissen Höhepunkt erreicht hat und ein verläßliches Symptomenbild zeigt.

Wenn der Patient nach dem Höhepunkt der Erkrankung den Arzt aufsucht, weil die Genesung nicht vorankommt, dann liegt ein chronisches Übel vor, dessen Behandlung die Erfassung der Gesamtheit aller akuten und chronischen Symptome sowie der Ätiologie der Erkrankung erfordert.

In den *Chronischen Krankheiten*, Band 1, schreibt Hahnemann auf S. 171, daß die beste Tageszeit zur Einnahme einer antipsorischen Arznei morgens nüchtern zu sein scheine. Anders als bei den akuten Erkrankungen schlägt Hahnemann für chronische Behandlungen mit antipsorischen Mitteln also eine feste Tageszeit vor, nämlich morgens früh. Im nächsten Absatz empfiehlt er, daß sich der Kranke nach der Einnahme eine Stunde möglichst ruhig verhalten solle (ohne jedoch zu schlafen). Widrige Gemütsbewegungen aller Art sowie geistige Anspannung behindern die Mittelwirkung und sind deshalb zu vermeiden. Da dies bei unserer heutigen Lebensweise morgens kaum möglich und auch abends schwierig ist, läßt sich eine optimale Einnahmezeit nach Hahnemanns Kriterium kaum allgemein bestimmen. Ich habe mir lange überlegt, wie ich dieses Problem lösen könnte, und griff schließlich auf das Kriterium der Reaktionsfähigkeit zurück. Wer sich morgens aktiver fühlt, befindet sich morgens in einem Zustand erhöhter Reaktionsfähigkeit; analog dazu sind Menschen, die sich abends aktiver fühlen, am Abend besonders reaktionsfähig. Aufgrund dieser Erkenntnis praktiziere ich jetzt folgende Modifikation, die bis jetzt noch keine negativen Reaktionen bewirkt hat: Wer sich morgens aktiver fühlt, soll das Mittel morgens einnehmen; wer abends seine aktive Zeit hat, soll das Mittel abends einnehmen.

An der zitierten Stelle bemerkt Hahnemann ferner auch, daß es nicht ratsam sei, kurz vor der Regel oder während der ersten vier Tage der Regel ein antipsorisches Mittel zu geben.

4.4 *Die Reaktionen*

Die Wirkungen der Arznei können sich in viererlei Form beim Patienten äußern:

1. Wiederauftretende Symptome alter Störungen. Sie zeigen eine Heilreaktion und eine starke Empfindlichkeit auf dieses Mittel an und werden bei den weiteren Gaben verschwinden, wenn diese höher verdünnt werden (vgl. Kapitel 4.2).
2. Prüfungssymptome, die nach Absetzen des Mittels abklingen.
3. Neue Symptome, die ein Folgemittel indizieren.
4. Keine Reaktion. Hier liegt meistens eine Reaktionsschwäche vor, die durch eine Fortsetzung der Gaben oder eine Erhöhung der Gabenzahl pro Tag oft überwunden werden kann.

4.4.1 *Reaktionen bei guter Mittelwahl*

Wenn die Empfindlichkeit eines Patienten nicht richtig eingeschätzt wird, kann bei unverdünnter Gabe der Q-Potenz eine Erstreaktion auftreten. Diese ist meist schwächer, als wir sie von den C-Potenzen kennen. Solche Reaktionen können bei sensiblen Patienten vorkommen, wie z.B. bei China, Ignatia, Lachesis, Natrium muriaticum oder Nux vomica. In diesem Fall ist das Mittel zwei- bis dreimal zu verdünnen. Es werden also nach zehnmaligem Schütteln die 10 Tropfen in ein Glas Wasser geschüttet und kräftig umgerührt. Aus diesem ersten Glas werden ein bis zwei Kaffeelöffel in ein zweites Glas Wasser geschüttet. Dieses zweite Glas wird wieder umgerührt. Aus dem zweiten Glas können bei Bedarf erneut ein bis zwei Kaffeelöffel in ein drittes Glas Wasser geschüttet werden, aus dem dann der Patient nach Umrühren (zwecks inniger Vermischung) ein bis zwei Kaffeelöffel einnimmt.

Auf diese Weise lassen sich unerwünschte Erstreaktionen des gut gewählten Simile bei überempfindlichen Patienten verhindern. Diese Überempfindlichkeit ist nicht sehr häufig. Eine Heilreaktion im Sinne einer Überempfindlichkeit ist dann zu vermuten, wenn beim Patienten die vorbestehenden Beschwerden sich unmittelbar nach der Mittelgabe verstärken. Wenn Sie das feststellen, machen Sie zunächst zwei bis drei Tage Pause und lassen nach Abklingen der Reaktion das Mittel stärker verdünnt, wie oben angegeben, weiternehmen. Bei Fortsetzung der Behandlung in der richtigen Verdünnung lindern sich die Beschwerden des Patienten rasch auf allen Ebenen: auf der geistigen, körperlichen und seelischen Ebene.

Komplex chronisch Kranke oder träge reagierende Patienten zeigen manchmal erst gegen Ende der Q1 oder gar erst bei der Q2 oder Q3 eine Linderung der Beschwerden. Solange also der Patient keine Reaktion auf ein Mittel zeigt, kann es, wenn nicht neue Gesichtspunkte zur Überprüfung der Mittelwahl zwingen, so lange fortgesetzt werden, bis der Patient Zeichen hervorbringt, die entweder die Richtigkeit des Mittels bestätigen oder eine Änderung des Mittels verlangen. Bei solchen träge reagierenden Patienten kann auch der Versuch unternommen werden, von Tag zu Tag die Zahl der eingenommenen Löffel aus dem Glas zu steigern, um rascher eine Reaktion zu bewirken. (In § 129 *Organon* empfiehlt Hahnemann ein ähnliches Vorgehen für die Prüfung von Arzneimitteln.)

4.4.2 *Reaktionen bei falscher Mittelwahl*

Patienten, die ein falsches Mittel bekommen, reagieren innerhalb weniger Tage mit allgemeinen Befindlichkeitsstörungen, z. B. Unwohlsein, Müdigkeit oder Schwäche. Es können auch ganz neue körperliche Beschwerden auftreten, die sie vorher nie gehabt haben. In diesem Fall muß nachrepertorisiert werden. Bei der Verwendung der neu entstandenen Symptome müssen diejenigen ausgegliedert werden, die reine Prüfungssymptome der gegebenen falschen Arznei sind. Meist entstehen auch neue Beschwerden, die keine Prüfungssymptome sind; diese neuen Symptome sind ein wichtiger Hinweis auf das zu findende Simile.

Die Reaktionen des Patienten auf ein falsches Mittel sind im Sinne der §§ 32–39 *Organon* als (unähnliche) Kunstkrankheit zu betrachten. Die vom homöopathischen Medikament erzeugte Kunstkrankheit klingt in wenigen Tagen wieder ab, ohne die Lebenskraft auf Dauer zu irritieren.

4.5 *Nachwirkung*

Der Patient erhält aufgrund seiner Symptome ein Simile, welches ihn gesund macht. Wenn der durch ein Simile genesene Patient als Gesunder das Arzneimittel weiterhin einnimmt, dann entstehen die Symptome wieder, die zu Beginn der Mitteleinnahme verschwunden sind. Das Wiederauftauchen von Symptomen, die zu Beginn der Mitteleinnahme verschwunden sind, ist für uns ein Indikator, daß das Mittel seine Schuldigkeit getan hat und der Patient es nicht mehr benötigt. Das Mittel wird abgesetzt (vgl. § 248 *Organon*).

Ich muß ausdrücklich darauf hinweisen, daß jedem Patienten dieser Effekt immer wieder mit großer Geduld und Intensität von neuem erklärt werden muß. Die Patienten neigen dazu, beim Wiederauftauchen von Beschwerden die Dosis zu erhöhen, in der Meinung, dadurch die Störung überwinden zu können. Der Homöopath weiß, daß dies falsch ist. Eine Erhöhung der Dosis führt zu einer Verstärkung der Prüfungssymptome. Aus diesem Grunde muß der Patient beim Auftauchen von Beschwerden und Unwohlsein während der Mitteleinnahme sofort mit der Einnahme aufhören und sich bei seinem behandelnden Arzt melden.

Der Zeitpunkt des Auftretens dieser Nachwirkungen hängt von der Schwere der Erkrankung ab. Je oberflächlicher die Krankheit ist, desto früher treten Nachwirkungen auf. Meist treten Nachwirkungen schon bei der Q2 oder Q3 auf und indizieren das Ende der Behandlung mit diesem Mittel. Bei schwierigen, weit fortgeschrittenen Prozessen tritt die Nachwirkung erst ab Q8 bis Q15 auf. Eine längere Therapiedauer mit einem Mittel habe ich nur selten erlebt. Sie kann aber theoretisch noch später auftreten.

Wenn zu Beginn der Nachwirkung das Mittel sofort abgesetzt wird, klingt die Reaktion in zwei bis drei Tagen ab. Wird das Medikament trotz Nachwirkung zunächst weiter genommen, klingt die Reaktion viel langsamer ab. Sie kann dann bis zu zehn Tage nach Absetzen des Mittels anhalten. Die Nachwirkung von Q-Potenzen ist kürzer als die von C-Potenzen.

4.6 *Das Ausschleichen*

Bei der Behandlung von akuten Prozessen mit Q-Potenzen ist die Krankheit so schnell vorbei, wie sie gekommen ist. Aus diesem Grunde kann nach Beendigung des Krankheitsgefühls mit der Behandlung aufgehört werden.

Bei chronischen Krankheiten muß die Beendigung der Behandlung desto sorgfältiger überdacht werden, je höher man in der Behandlung mit dem Potenzgrad gekommen ist. Wenn ein Patient nach der Q5 berichtet, daß jetzt alte Symptome wiederkommen, die zu Beginn der Kur verschwunden sind, so wird zunächst die Behandlung ausgesetzt und beobachtet, wie sich das Befinden des Patienten in der Einnahmepause entwickelt. Erst wenn sich die Genesung so weit stabilisiert hat, daß kein Rückfall eintritt, kann die Behandlung abgeschlossen werden.

Treten aber nach einigen Tagen Pause Zeichen eines Rückfalls auf, so wird erneut eine Gabe der zuletzt verabreichten Potenz in der 1. oder 2. Verdünnung gegeben. Danach wird wieder gewartet, ob der Patient seine Beschwerden verliert oder ob er mit einer Verschlimmerung reagiert. Verliert er die Beschwerden, so wird die Behandlung in immer längeren Pausen fortgesetzt, bis keine Rückfälle mehr auftreten. Werden die Beschwerden nach der Gabe schlimmer, so heißt das, daß die Gabe entweder zu stark war oder daß gar keine Gabe mehr erforderlich ist. Der Verlauf in der Einnahmepause wird das entscheiden. Der Stillstand eines Heilungsprozesses in der Einnahmepause ist eine Indikation für die Fortsetzung der Mitteleinnahme.

Je weiter der Heilungsprozeß fortschreitet, um so schwächer muß der Reiz sein, bis die letzten Störungen der Lebenskraft beseitigt sind. Aus diesem Grunde kann sich das Ausschleichen noch über mehrere Wochen hinziehen, wobei nur alle 7–14 Tage in immer größer werdenden Abständen noch eine Gabe erforderlich wird, wenn der Patient wieder beginnt, Rezidive zu zeigen (siehe Abb. 5, S. 45).

4.7 *Zeichen, die einen Mittelwechsel indizieren*

Wenn der Patient dem Arzt mitteilt, daß das Mittel keine positive Wirkung mehr habe, und wenn er während der Behandlung einen Teil seiner ursprünglichen Symptome nie verloren hat, so ist der Zeitpunkt gekommen, das Mittel zu wechseln (siehe Abb. 6, S. 46). Das neue Mittel soll die Restsymptomatik des Patienten beseitigen. Häufig ist hierbei ein Ergänzungsmittel des vorher gegebenen Simile erforderlich, oder auch ein Polychrest, das gezielt die Restsymptomatik abdeckt. Sind neben den verbliebenen Erstsymptomen während der Mittelgabe neue Symptome aufgetaucht, dann müssen auch diese zur Repertorisation herangezogen werden. Die Weiterbehandlung mit einem Polychrest ist meist als antimiasmatische Nachkur zu verstehen (vgl. *Chronische Krankheiten*, Band 1, S. 166f).

Je akuter eine Erkrankung verläuft, um so deutlicher zeigt sich die Indikation zum Mittelwechsel. Bei chronischen oder einseitigen Krankheiten (§§ 172–185 *Organon*) wird es sehr schwierig, die Symptome zu entdecken, da der Patient sie aufgrund ihrer Chronizität manchmal gar nicht als solche empfindet. In diesem Falle verträgt der Patient während der Suche nach dem passenden Folgemittel eine falsch gegebene Q-Potenz viel leichter als eine falsche C-Potenz, da er nur eine ganz leichte Reizung der Lebenskraft erhält, die nach Absetzen des Mittels sofort wieder abklingt.

In dem Dialog zwischen Lebenskraft und Arzt zeigt die Lebenskraft dem Behandler mit den neu entstandenen Symptomen — im Sinne einer positiven Resonanz —, wie er das bessere Mittel finden kann. In der Einnahmepause verschwinden die Prüfungssymptome. Die Symptome, die zum besseren Mittel führen, bleiben bestehen. Unklare Indikationen für ein Simile und eine unklare oder fehlende Resonanz auf ein gegebenes Mittel sind Zeichen einer mangelhaften Reaktionsfähigkeit des Patienten. Wenn die Symptome und entsprechend die Ergebnisse der Repertorisation ein chaotisches Bild ergeben, sind die Biographien und Verhaltensweisen der betroffenen Patienten oft ebenso chaotisch. Diese Patienten haben eine unsichere Prognose.

Jedes neugewählte Mittel wird bei solchen Fällen wieder in der Q 1 begonnen. Hat ein Patient vor mehreren Monaten ein Mittel bis z. B. zur 3. Potenz erhalten, so gebe ich nach der Pause oder einer zwischenzeitlichen Gabe eines anderen Mittels das vorher verabreichte Mittel bei erneuter Indikation in der nächsthöheren Potenz weiter. Dieses Verfahren hat sich bei mir bis jetzt bewährt.

4.8 *Vorgehen bei unklaren Fällen und bei Symptomenmangel*

(Einseitige Krankheiten, §§ 172–185 *Organon*)

Sehr häufig begegnen uns in der Praxis Patienten, deren Lebenskraft nicht stark genug ist, um ihr Bedürfnis nach dem Heilmittel mit Hilfe von Symptomen deutlich mitzuteilen. Oft ist aber auch unser eigenes Wahrnehmungsvermögen für die Symptome des Patienten getrübt, so daß wir das Mittel nicht erkennen können. Des weiteren kommt es vor, daß wir das Arzneimittel, das der Patient braucht, nicht genügend kennen, um es finden zu können.

In all diesen Fällen empfiehlt Hahnemann, dem Patienten das möglichst ähnliche Mittel zu verabreichen. Durch den Reiz dieses Arzneimittels erhält die Lebenskraft oft so viel Energie, daß sie deutlichere Symptome produzieren kann — damit wir leichter verstehen, welches Simile der Patient braucht. Dieser Vorgang kann sich über mehrere Schritte hinziehen, bis die Lebenskraft sich deutlich genug verständlich gemacht hat, um dem Arzt das vom Patienten benötigte Simile zu zeigen. Dieser Vorgang läßt sich als eine Art ›Salamitaktik bei der Arzneimittelfindung‹ umschreiben.

Bei der Verwendung von Q-Potenzen läuft dieser Prozeß wesentlich subtiler ab als beim Umgang mit C-Potenzen. Außerdem ist das ganze Vorgehen leichter steuerbar. Der

Patient kann das Simile absetzen, bevor er die gesamte Menge zu sich genommen hat, sobald er unerwünschte Symptome bemerkt. Er muß sie dem Arzt mitteilen, damit dieser interpretieren kann, ob es sich hier um ein Prüfungssymptom oder um ein Wiederaufflackern alter Symptome oder um das gewünschte neue Symptom handelt, das uns zum Simile führt.

4.9 *Behandlung interkurrenter Erkrankungen*

(Organon §§73, 92; *Chronische Krankheiten*, S.147, 163–166)

4.9.1 *Akute Infektionen*

Tritt während der Einnahme einer Q-Potenz eine interkurrente akute Erkrankung auf, so ist es für uns wichtig zu erfahren, ob schon früher eine Erkrankungstendenz dieser Art vorhanden war oder nicht. Liegt eine Erkrankung vor, wie sie der Patient früher noch nie gehabt hat, so müssen wir differenzieren, ob es sich bei den Symptomen der interkurrenten Erkrankung um Prüfungssymptome der gegebenen Arznei handelt oder um eine ganz neue Erscheinung. Sind es Prüfungssymptome, so ist das Mittel dann richtig gewählt, wenn gleichzeitig Heilreaktionen auftreten. Zeigen sich hingegen nur Prüfungssymptome, so kann das Mittel falsch gewesen sein. In diesem Fall wartet man, so es die Situation erlaubt, am besten ab, ob nicht doch noch Heilwirkungen beobachtet werden können. Treten aber ganz neue Symptome auf, so war das Mittel falsch gewählt. Finden sich Symptome einer endemisch oder epidemisch vorkommenden Erkrankung im Umfeld des Patienten, so können wir daraus schließen, daß das Simile den Gesundheitszustand des Patienten noch nicht stabilisiert hat. Er ist noch anfällig für Infektionen.

Es gibt ein Kriterium, das uns bei der Entscheidung hilft, ob wir die laufende Behandlung unterbrechen müssen, um die akute Erkrankung zu behandeln, oder ob wir die chronische Behandlung weiterlaufen lassen können, in der Hoffnung, daß die Beschwerden unter der stabilisierenden Wirkung des Simile von allein wieder verschwinden. Wenn der Patient nur körperliche Symptome zeigt und sein Allgemeinzustand im Verhältnis zu den körperlichen Beschwerden, über die er klagt, auffallend gut ist, dann unterbrechen wir die laufende Behandlung nicht. In diesem Fall können wir die berechtigte Hoffnung haben, daß der Organismus den Infekt aus eigener Kraft überwindet.

Klagt der Patient jedoch auch über eine Verschlechterung seines Allgemeinbefindens, parallel zum Auftauchen der körperlichen Beschwerden, dann müssen wir die laufende Behandlung unterbrechen und dem Patienten ein akutes Simile verabreichen. Diese Entscheidung ist eine Ermessensfrage. Es ist tendenziell vorzuziehen, restriktiv zu sein und zu warten, bis wir sicher sein können, daß der Patient den Infekt nicht aus eigener Kraft überwindet. Bei dieser Entscheidung können wir erkennen, welch großen Einfluß die Persönlichkeit des Arztes und sein Wissen auf die Behandlung des Patienten haben. Gibt er unnötigerweise ein akutes Zwischenmittel, so wird die Symptomatik aufgrund der Reaktionen des Patienten schwieriger zu verstehen sein. Wartet er mit der Gabe eines akuten Zwischenmittels zu lange, so geht wertvolle Zeit verloren.

Entscheiden wir uns für die Unterbrechung der chronischen Kur, so setzen wir die laufende Q-Potenz ab und geben das neue Mittel, ebenfalls in einer Q-Potenz. Dabei verfahren wir entsprechend den Richtlinien für akute Erkrankungen mit Gaben in kürzeren Abständen, die in hochakuten Fällen stündlich oder auch alle 15 Minuten gegeben werden können. Wenn eine Besserung des Befindens eintritt, werden die Gaben zeitlich auseinandergezogen. Je mehr sich der Patient seiner Genesung nähert, desto eher werden die Gaben nur noch bei Bedarf, das heißt bei einem drohenden Rückfall gegeben.

4.9.2 *Wiederaufflackern alter, nicht ausgeheilter Krankheiten*

Wenn sich bei einem interkurrenten Infekt herausstellt, daß der Patient ähnliche Infekte schon oft gehabt hat, so interpretieren wir dieses Ereignis als ein Wiederaufflackern einer alten, nicht ausgeheilten Störung. In diesem Falle müssen wir annehmen, daß der Patient von der laufenden Behandlung zu stark berührt wird. Wir müssen daher die Dosis abschwächen und die Gaben zeitlich auseinanderziehen. In diesem Fall ist es ratsam, die Arznei nur noch jeden zweiten oder dritten Tag zu geben und zwei- bis dreimal verdünnen zu lassen. Belästigen die Symptome der wieder aufgeflackerten alten Krankheit den Patienten stark, so müssen wir die chronische Kur unterbrechen und ein akutes Mittel geben.

Nach solch einem Zwischenfall haben sich die chronischen Symptome meist so verändert, daß eine neue Repertorisation erforderlich ist.

4.10 *Die Bedeutung der Mutter-Kind-Beziehung bei homöopathischer Behandlung*

(§284 *Organon*, Fußnote)

4.10.1 *Behandlung bei Säuglingen*

Kinder, die gestillt werden, sollen laut Hahnemann das Arzneimittel nicht selbst einnehmen. Nimmt die Mutter das homöopathische Mittel ein, das durch Repertorisation für den Säugling bestimmt worden ist, dann überträgt sich über die Milch die heilende Kraft des Mittels sofort auf den Säugling. Es reicht, wenn die Mutter in akuten Fällen wenige Gaben einer Q1 einnimmt, um die Beschwerden des Säuglings zu tilgen. Bei Beschwerden, die durch miasmatische Belastung ausgelöst sind, kann die Mutter das Mittel über längere Zeit einnehmen. Ich habe beobachtet, daß die Mütter aufgrund ihrer Symptomatik oft das gleiche Mittel benötigen wie der Säugling. Hier ist die Behandlung für Mutter und Kind heilsam. Wenn die Mutter keine Symptome für ein Simile hat, das der Säugling braucht, kann sie das Mittel dennoch problemlos einnehmen. Sie bekommt so lange keine Prüfungssymptome von dem Mittel, wie der Säugling das Mittel benötigt. Wenn das Kind das Mittel nicht mehr benötigt, so kann man bei der Mutter das Auftreten von Prüfungssymptomen beobachten. Dies ist das Zeichen, die Kur zu beenden. Auch der Säugling reagiert mit Prüfungssymptomen, wenn die Mutter eine Q-Potenz für eigene Zwecke einnimmt. Aber die Reaktion des Säuglings kommt erst, wenn die Mutter das Mittel weiter nimmt, obwohl sie es gar nicht mehr benötigt. Wir können in diesem Fall eine Variante der von Hahnemann beschriebenen Nachwirkung beobachten. Als mir diese Beobachtungen bewußt wurden, überkam mich ein Gefühl der Ehrfurcht vor dem Mysterium des Lebens.

Wenn Mütter während der Schwangerschaft Symptome bekommen, so ist es sehr oft möglich, daß diese Symptome vom Foetus verursacht sind. Das ist die Aufforderung zu einer gezielten symptombezogenen antipsorischen Kur (vgl. § 284 *Organon*, Fußnote).

4.10.2 *Behandlung von Kindern nach dem Abstillen*

Wenn die Kinder abgestillt sind, können sie ohne weiteres selbst die Q-Potenzen einnehmen. Die große Verdünnung von 10 Tropfen auf ein ganzes Glas Wasser führt dazu, daß die Kinder von dem 20%igen Alkohol fast nichts mehr schmecken. Sie werden die Tropfen problemlos einnehmen. Die Einnahmemodalitäten sind dieselben wie bei Erwachsenen (s. Kapitel 4.2).

Im Hinblick auf die in Kapitel 2 beschriebene Unterscheidung der Patienten in K- und W-Typen muß ich an dieser Stelle ergänzend bemerken, daß Kinder auf Störungen der Lebenskraft viel spontaner und heftiger reagieren als Erwachsene. Kinder tendieren auch mehr zu akuten Entzündungen als Erwachsene. Der ganze Habitus des Kindes zeigt, daß sich die meisten Kinder in einem eher W-typischen Zustand befinden, der mit zunehmendem Alter allmählich zum K-Typ wechseln kann.

Aus diesem Grunde behandle ich Kinder in akuten Fällen öfter als Erwachsene mit C-Potenzen. Die von Hahnemann in den *Chronischen Krankheiten* (Bd. 1, S. 166f) empfohlene antimiasmatische Nachkur mache ich auch bei Kindern lieber mit Q-Potenzen.

Nachwort

Wenn Sie erleben, daß das Erscheinen der Symptome und der Behandlungsverlauf diesen Gesetzmäßigkeiten folgen, dann wissen Sie, daß in Arzt und Patient eine harmonische Ordnung vorherrscht. Beide haben ein gutes Selbst- und Fremdwahrnehmungsvermögen für Symptome und Zeichen. In diesen Fällen ist die Prognose gut. Wenn Sie als Arzt einem Chaos von Symptomen beim Patienten gegenüberstehen, dann ist die Prognose infaust. Kann der Arzt Symptome des Patienten nicht wahrnehmen, weil in ihm selbst das Chaos herrscht, dann kann er dem Patienten nicht nachhaltig helfen. Dieser Eindruck von Chaos entsteht, wenn einem Menschen sein »wahres Selbst« unzugänglich ist, weil es (durch traumatische Erfahrungen in der Kindheit) von einem »falschen Selbst« überlagert ist (Miller, A., 15). Im Umgang mit Homöopathie und Patienten wandelt sich in vielen Ärzten das innere Chaos durch Erkenntnisse und veränderte Bewußtheit in eine harmonische Ordnung, was mit Heilung gleichzusetzen ist. Die Symptome und die Homöopathie zeigen dem Menschen einen Weg, wie er sein falsches Selbst ablegen kann, um sein wahres Selbst zu finden. So werden sich Arzt und Patient gegenseitig zu einer Art Simile.

Anhang

I *Abbildungen*

Abbildung 1 ist der Versuch einer bildlichen Darstellung der Lebenskraft in Form einer Aura. Sie zeigt verschiedene Formen möglicher Verstimmungen der Lebenskraft durch exogene Impressionen, die nicht aus eigener Kraft (durch spontanen Ausdruck mittels Nacherleben) gelöscht werden können. Dargestellt in Anlehnung an Leadbeater, C.W. (14).

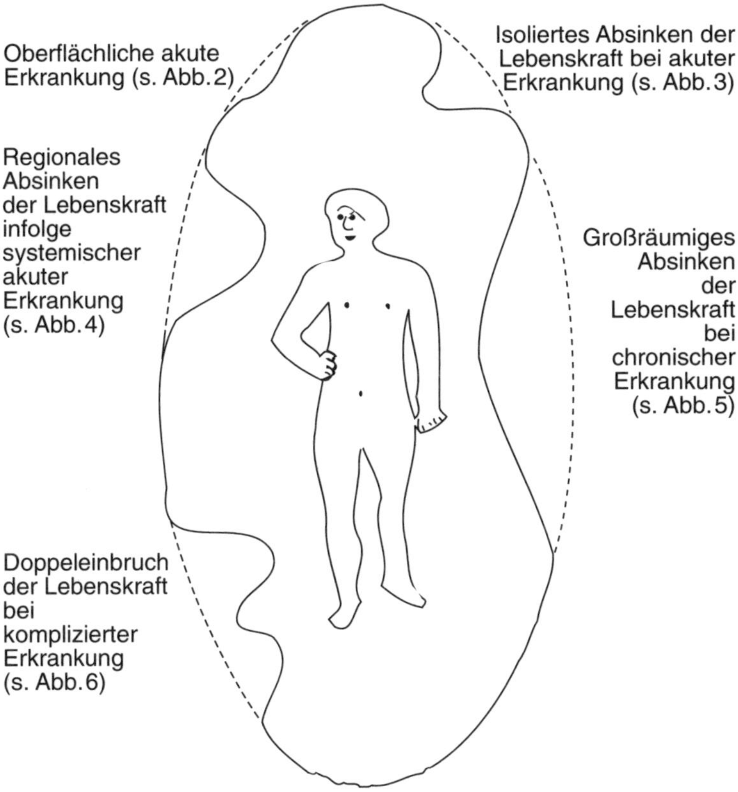

In den folgenden Grafiken, die die in Abbildung 1 angedeuteten Einbrüche der Lebenskraft illustrieren, ist jeweils in der Waagrechten der Zeitverlauf, in der Senkrechten der Energielevel abgetragen. Die obere waagrechte Gerade steht für den Soll-Energielevel, die Kurve für die tatsächliche Entwicklung der Lebensenergie.

Abbildung 2:

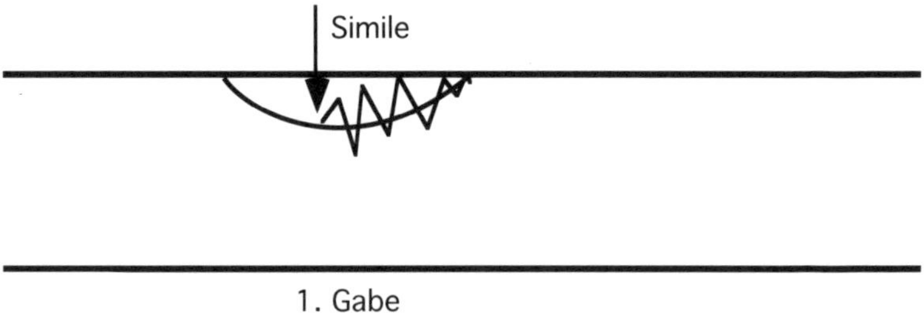

Bei oberflächlicher akuter Erkrankung genügt eine Gabe, um den Energiedefekt zu beseitigen.

Abbildung 3:

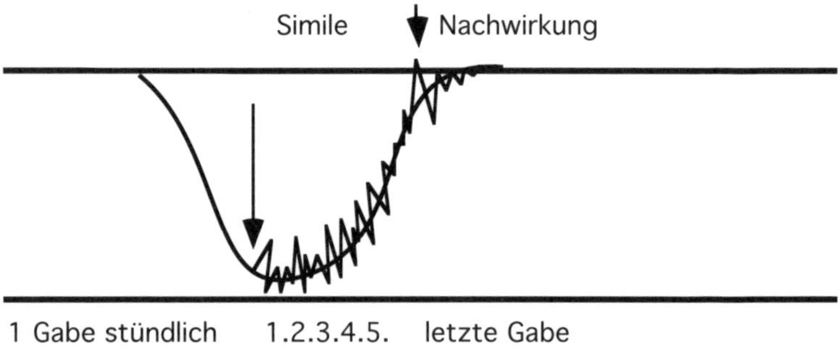

Isoliertes Absinken der Lebenskraft bei akuter Erkrankung. Akkumulierende Heilwirkung bei stündlicher Gabe beschleunigt bei akuter Erkrankung den Heilverlauf. Wenn die Energiespitzen einer Gabe den Level der Soll-Energie übersteigen, wird dies an der Nachwirkung erkennbar (vgl. S. 32).

Abbildung 4:

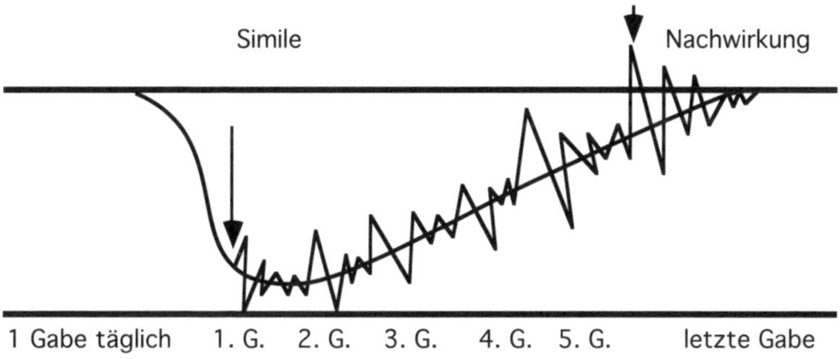

Regionales Absinken der Lebenskraft bei akuter Erkrankung als Folge eines aktivierten Miasmas (*Chronische Krankheiten*, Band 1, S.61ff). Da eine chronische Krankheit vorliegt, muß die Behandlung so lange fortgesetzt werden, bis ein dauerhaftes Verschwinden der akuten Symptome ein Ruhen des Miasmas anzeigt. Danach wird oft noch eine antimiasmatische Nachkur erforderlich sein.

Abbildung 5:

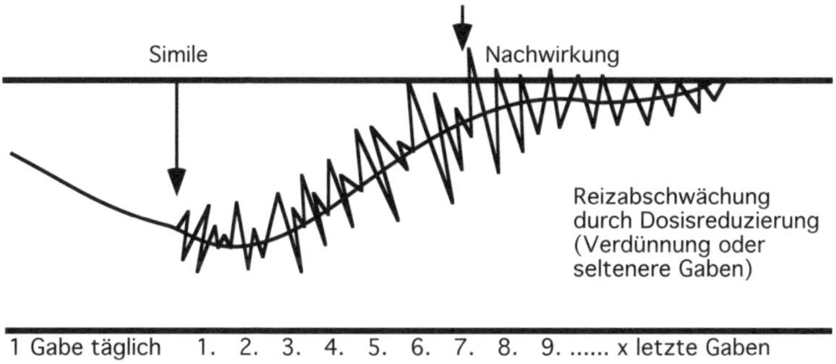

Großräumiger Einbruch der Lebenskraft bei chronischer Erkrankung. Eine fortgeschrittene chronische Krankheit hat die Lebenskraft so geschwächt, daß sie sich ohne akute Erkrankung zeigt. Hier dauert die chronische Behandlung wesentlich länger.

Abbildung 6:

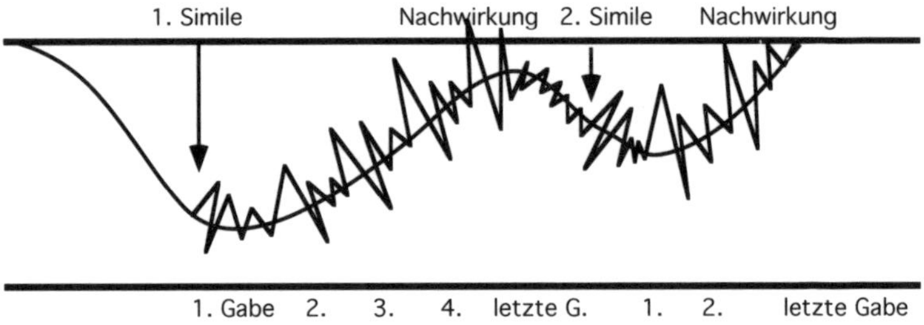

Doppeleinbruch der Lebenskraft bei komplizierter Erkrankung. Hier erfolgt durch das erste Simile keine komplette Heilung. Persistierende Symptome und neue Symptome weisen auf das neue Simile hin (§§ 34–39 *Organon*).

II *Die §§ 248 und 270 in der sechsten Auflage von Hahnemanns Organon*

§. 248.

Zu dieser Absicht wird die Arznei-Auflösung[1] *vor jedem Male Einnehmen* (mit etwa 8, 10, 12 Schüttel-Schlägen der Flasche) von Neuem potenzirt, wovon man den Kranken Einen, oder (steigend) mehrere Kaffee- oder Thee-Löffelchen einnehmen läßt, in langwierigen Krankheiten täglich, oder jeden zweiten Tag, in acuten aber, alle 6, 4, 3, 2 Stunden, in den dringendsten Fällen, alle Stunden und öfter. So kann in chronischen Krankheiten, jede richtig homöo-

1) In 40, 30, 20, 15 oder 8 Eßlöffeln Wasser mit Zusatz von etwas Weingeist oder einem Stücke Holzkohle, um die Auflösung unverdorben zu erhalten. Nimmt man Holzkohle, so läßt man sie an einem Faden in der Flasche hängen, und zieht sie jedesmal nur heraus, wenn die Flasche geschüttelt werden soll. Die Auflösung des Arznei-Kügelchens (denn mehr als Ein Kügelchen braucht man von einer gehörig dynamisirten Arznei selten dazu) in einer sehr großen Menge Wassers, kann man dadurch ersetzen, daß man von einer Auflösung z. B. in nur 7, 8 Eßlöffeln Wassers, *nach vorgängigem, starkem Schütteln der Flasche*, einen Eßlöffel in ein Trinkglas Wasser (von etwa 8, 10 Eßlöffel Inhalt) gießt, letzteres mehrmals *stark umrührt* und dem Kranken hievon die bestimmte Gabe eingiebt. Wenn der Kranke ungewöhnlich erregbar und empfindlich ist, so nimmt man aus dem, so stark umgerührten Glase, einen Thee- oder Kaffee-Löffel voll, den man in ein zweites Trinkglas Wasser stark einrührt, um davon dem Kranken einen Kaffeelöffel (oder etwas mehr) einzugeben. Es giebt Kranke von so hoher Erregbarkeit, daß man für sie ein drittes oder viertes Trinkglas zu gehöriger Verdünnung der Arznei-Auflösung, auf ähnliche Weise bereitet, anzuwenden nöthig hat. Jeden Tag nach dem Einnehmen schüttet man das so bereitete Trinkglas (oder die mehreren) weg, um es jeden Tag von Neuem zu bereiten. Das Streukügelchen in hoher Potenz wird am besten in einem Pülverchen zerquetscht, was ein paar Gran Milch-Zucker enthält, welches der Kranke dann nur in die, zur Auflösung bestimmte Flasche zu schütten braucht, um es in der bestimmten Menge Wasser aufzulösen.

pathisch gewählte Arznei, selbst die, an sich von langer Wirkungs-Dauer, in täglicher Wiederholung, Monate lang eingenommen werden, mit steigendem Erfolge. Ist aber die Auflösung (in 7, 8, oder in 14, 15 Tagen) verbraucht, so muß zu der folgenden Auflösung derselben Arznei — wenn ihr Gebrauch noch angezeigt ist — ein, oder (obwohl selten) mehre Kügelchen von einem andern (höhern) Potenz-Grade genommen werden, womit man so lange fortfährt, als der Kranke noch immer mehr Besserung davon spürt, ohne eine oder die andre, nie im Leben gehabte bedeutende Beschwerde davon zu erleiden. Denn wenn dieß sich ereignet, wenn der Rest der Krankheit in einer Gruppe *abgeänderter* Symptome erscheint, *dann muß eine andre, jetzt mehr homöopathisch angemessene Arznei, an der Stelle der letztern gewählt, aber auch in ebenso wiederholten Gaben angewendet werden*; doch nur auf gedachte Weise, das ist, nie ohne die Auflösung, bei jedesmaliger Gabe, durch gehörig starkes Schütteln um etwas zu modificiren, — in ihrem Potenz-Grade abzuändern, und so um etwas zu erhöhen. Zeigen sich hingegen bei fast täglicher Wiederholung der völlig homöopathisch passenden Arznei, zu Ende der Cur einer chronischen Krankheit, *sogenannte* (§. 161.) *homöopathische Verschlimmerungen*, so daß der Rest der Krankheits-Symptome sich wieder etwas zu erhöhen scheint (indem die, der ursprünglichen Krankheit so ähnliche Arznei-Krankheit, nun fast noch allein laut wird), dann müssen die Gaben entweder noch mehr verkleinert, und auch in längern Zeiträumen wiederholt, oder auch wohl mehrere Tage ganz ausgesetzt werden, um zu sehen, ob die Genesung keiner arzneilichen Hülfe mehr bedürfe, wo dann auch diese, bloß vom Ueberfluß der homöopathischen Arznei herrührende Schein-Symptome ebenfalls bald von selbst verschwinden und ungetrübte Gesundheit zurück lassen. Bedient man sich zur Cur bloß eines Fläschchens, (etwa Ein Quentchen verdünnten Weingeistes enthaltend, worin ein Kügelchen von der Arznei durch Schütteln aufgelöst sich befindet) worin täglich, oder alle 2, 3, 4 Tage gerochen werden soll, so muß auch dieses vor dem jedesmaligen Riechen 8, 10 Mal stark geschüttelt worden seyn.

§. 270.

Um nun diese Kraft-Entwickelung am besten zu bewirken, wird ein kleiner Theil der zu dynamisirenden Substanz, etwa Ein Gran, zuerst durch dreistündiges Reiben mit dreimal 100 Gran Milchzucker auf die unten[1] angegebne Wei-

1) Man trägt den dritten Theil von 100 Gran Milchzucker-Pulver in eine glasirte, porcellanene, am Boden mit feinem, feuchtem Sande mattgeriebene Reibeschale und thut *dann oben auf dies* Pulver Einen Gran von der zu bearbeitenden, gepülverten Arznei-Substanz (Einen Tropfen Quecksilbers, Steinöhls u. s. w.). Der, zur Dynamisation anzuwendende Milchzucker muß von jener vorzüglich reinen Gattung sein, welche an Fäden krystallisirt, in Form rundlicher Stangen zu uns kömmt. Einen Augenblick lang mischt man Arznei und Pulver mittels eines Spatels von Porcellan zusammen und reibt etwa 6, 7 Minuten lang mit dem, unten matt geriebenen, porcellanenen Pistill, die Mischung ziemlich stark; darauf scharrt man vom Boden der Reibeschaale und unten vom ebenfalls unten matt geriebenen Pistill die Masse wohl auf, um sie gleichartig zu machen, binnen etwa 3, 4 Minuten; sechs bis sieben Minuten lang fährt man dann wieder, ohne Zusatz, mit der Reibung in gleicher Stärke fort und scharrt während 3, 4 Minuten vom Boden des Mörsers und unten vom Pistill, das Geriebene auf, worauf man das zweite Drittheil des Milchzuckers hinzuthut, einen Augenblick lang das Ganze mit dem Spatel umrührt, mit gleicher Stärke 6, 7 Minuten lang reibt, darauf etwa 3, 4 Minuten lang wieder aufscharrt, das Reiben 6, 7 Minuten lang ohne Zusatz wiederholt und 3, 4 Minuten lang aufscharrt; ist dies geschehen, so nimmt man das letzte Drittheil Milchzucker, rührt mit dem Spatel um, reibt wieder 6, 7 Minuten lang stark, scharrt während etwa 3, 4 Minuten zusammen und schließt endlich mit der letzten, 6, 7 minütlichen Reibung und sorgfältigsten Einscharrung. Das so bereitete Pulver, wird in einem wohl zugepfropften, vor Sonne und Tageslicht geschützten Fläschchen aufbewahrt, welches man mit dem Namen der Substanz und mit der Aufschrift des ersten Products 100, bezeichnet.

se zur millionfachen Pulver-Verdünnung gebracht. Aus Gründen die weiter unten in der Anmerkung angegeben sind, wird zuerst Ein Gran dieses Pulvers in 500 Tropfen eines, aus einem Theile Branntwein und vier Theilen destillirtem Wasser bestehenden Gemisches aufgelöst und hievon *ein einziger Tropfen* in ein Fläschchen gethan. Hiezu

---

Um nun dies Product bis zu 10,000 zu erheben, nimmt man einen Gran des Pulvers $\frac{}{100}$, trägt ihn mit dem Drittheil von 100 Gran gepülverten Milchzuckers in die Reibeschaale, mischt das Ganze mit dem Spatel zusammen und verfährt dann wie oben angezeigt, indem man jedoch sorgfältig jedes Drittheil zweimal stark verreibt, jedesmal während etwa 6, 7 Minuten und unterdeß während etwa 3, 4 Minuten aufscharrt, bevor man das zweite und letzte Drittheil des Milchzuckers dazuthut. Nach Hinzufügung eines jeden dieser Drittheile, verfährt man auf dieselbe Weise wie zuvor. Wenn alles beendigt ist, thut man das Pulver in ein wohl verpfropftes, mit der Aufschrift $\frac{}{10,000}$ versehenes Fläschchen. Wenn man nun in derselben Art mit Einem Gran dieses letzten Pulvers verfährt, so erhebt man dasselbe auf I. d.h. auf die millionste Potenz, dergestalt, daß jeder Gran dieses Pulvers den millionsten Theil eines Grans der ursprünglichen Substanz enthält. Demnach erfordert eine solche Pulverbereitung für drei Grade sechsmal 6, 7 Minuten zur Verreibung und sechsmal 3, 4 Minuten zum Aufscharren, was folglich *eine Stunde* für jeden Grad bedingt. Dann enthält nach der ersten, einstündigen Reibung das Präparat in jedem Grane $\frac{1}{100}$, nach der zweiten jeder Gran $\frac{1}{10,000}$ und nach der dritten und letzten in jedem Grane $\frac{1}{1000000}$ der dazu angewendeten Arzneisubstanz*). Mörser, Pistill und Spatel müssen wohl gereinigt sein, ehe die Bereitung einer andern Arznei damit unternommen wird. Mit warmem Wasser wohl gewaschen und rein abgetrocknet, werden Mörser, Pistill und Spatel, dann nochmals eine halbe Stunde lang in einem mit Wasser gefüllten Kessel ausgekocht; man müßte denn etwa die Vorsicht so weit treiben wollen, diese Werkzeuge auf Kohlen einer, bis zum Anfang des Glühens gesteigerten Hitze auszusetzen.

---

*) Dies sind die drei Grade der trockenen Pulver-Verreibung, welche wohl vollführt, schon einen guten Anfang zur Kraft-Entwickelung (Dynamisation) der Arzneisubstanz bewirkt haben.

fügt man 100 Tropfen guten Weingeist[1] und giebt dann dem, mit seinem Stöpsel zugepfropften Fläschchen, 100 starke Schüttelstöße mit der Hand gegen einen harten, aber elastischen Körper[2] geführt. Dies ist die Arznei im *ersten* Dynamisations-Grade, womit man feine Zucker-Streukügelchen[3] erst wohl befeuchtet[4], dann schnell auf Fließpapier ausbreitet, trocknet und in einem zugepfropften Gläschen aufbewahrt, mit dem Zeichen des ersten (I) Potenz-Grades. Hievon wird nur ein einziges[5] Kügelchen

---

1) Womit das Potenzirungs-Fläschchen zu zwei Dritteln angefüllt wird.

2) Etwa auf ein mit Leder eingebundenes Buch.

3) Man läßt sie unter seinen Augen vom Zuckerbäcker aus Stärke-Mehl und Rohr-Zucker verfertigen, und die so verkleinten Streukügelchen mittels der nöthigen Siebe zuerst von den allzu feinen, staubartigen Theilen befreien, dann aber durch einen Durchschlag gehen, dessen Löcher *nur solche* Kügelchen durchlassen, *wovon* 100 *einen Gran wiegen*, — die brauchbarste Kleinheit für den Bedarf eines homöopathischen Arztes.

4) Man hat ein kleines zylindrisches Gefäß von der Form eines Fingerhutes von Glas, Porcellan oder Silber, mit einer feinen Oeffnung am Boden, worein man die Streukügelchen tut, welche man arzneilich machen will; hierin befeuchtet man sie mit etwas von dem so dynamisirten arzneilichen Weingeiste, rührt sie um, und klopft dann das kleine (umgekehrte) Gefäß, auf das Fließpapier aus, um sie schnell zu trocknen.

5) Als noch nach der anfänglichen Vorschrift immer ein voller Tropfen der Flüssigkeit niedrern Potenz-Grades zu 100 Tropfen Weingeist zum höher Potenziren genommen ward, war dies Verhältniß des Verdünnungs-Mediums zu der, darin zu dynamisirenden Arznei-Menge, (100. zu 1.) viel zu eng beschränkt, als daß eine Menge solcher Schüttel-Schläge, ohne große Gewalt anzuwenden, die Kräfte der angewendeten Arznei-Substanz gehörig und in hohem Grade hätten entwikkeln können, wie mich mühsame Versuche davon überzeugt haben. Nimmt man aber ein einziges solches Streukügelchen, wovon 100 einen Gran wiegen, um es mit hundert Tropfen (Weingeist) zu dynamisiren, so wird das Verhältniß wie 1 zu 50,000, ja größer noch, in-

zur weitern Dynamisirung genommen, in ein zweites, neues Fläschchen gethan (mit Einem Tropfen Wasser, um es aufzulösen) und dann mit 100 Tropfen guten Weingeistes auf gleiche Weise, mittels 100 starker Schüttel-Stöße dynamisirt. Mit dieser geistigen Arznei-Flüssigkeit werden wiederum Streukügelchen benetzt, schnell auf Fließpapier ausgebreitet, getrocknet, in einem verstopften Glase vor Hitze und Tageslicht verwahrt und mit dem Zeichen des zweiten

---

dem 500 solcher Streukügelchen noch nicht völlig Einen Tropfen zu ihrer Befeuchtung annehmen können. Bei diesem ungleich höherm Verhältnisse zwischen Arzneistoff und Verdünnungs-Medium, können ***viele*** Schüttel-Schläge des mit Weingeist bis zu $\frac{2}{3}$ angefüllten Fläschchens eine bei weitem größere Kraft-Entwickelung hervorbringen. Werden aber bei einem so geringen Verdünnungs-Medium, wie 100. zu 1. der Arznei sehr viele Stöße mittels einer kräftigen Maschine gleichsam eingezwungen, so entstehen Arzneien, welche, vorzüglich in den höhern Dynamisations-Graden, fast augenblicklich, aber mit stürmischer, ja gefährlicher Heftigkeit, besonders auf den schwächlichen Kranken einwirken, ohne dauernde, gelinde Gegenwirkung des Lebensprincips zur Folge zu haben. Die von mir angegebne Weise hingegen, erzeugt Arznei von höchster Kraft-Entwickelung und gelindester Wirkung, die aber, wohl gewählt, alle kranken Punkte heilkräftig berührt*). Von diesen weit vollkommner dynamisirten Arzneibereitungen, kann man in acuten Fiebern die kleinen Gaben von den niedrigsten Dynamisations-Graden, selbst der Arzneien von langdauernder Wirkung, (z. B. Belladonne) auch in kurzen Zwischenräumen wiederholen, so wie in Behandlung chronischer Krankheiten am besten mit den niedrigsten Dynamisations-Graden den Anfang machen und wo nöthig, zu den höhern Graden übergehen, den immer kräftiger werdenden, obgleich stets nur gelind wirkenden.

---

*) Nur in den sehr seltenen Fällen, wo bei schon fast völlig hergestellter Gesundheit und bei guter Lebenskraft, dennoch ein altes, beschwerliches Localübel unverrückt fortdauert, ist es nicht nur erlaubt, sondern sogar *unumgänglich* nöthig, die, sich dafür als homöopathisch hülfreich erwiesene Arznei, jedoch mittelst vieler Hand-Schüttelschläge bis zu einem sehr hohen Grade potenzirt, in steigenden Dosen einzugeben, worauf ein solches Localübel oft wunderbarer Weise sehr bald verschwindet.

Potenz-Grades (II.) versehen. Und so fährt man fort, bis durch gleiche Behandlung Ein aufgelöstes Kügelchen XXIX mit 100 Tropfen Weingeist, mittels 100 Schüttel-Stößen, eine geistige Arznei-Flüssigkeit gebildet hat, wodurch damit befeuchtete und getrocknete Streukügelchen den Dynamisations-Grad XXX erhalten. Durch diese Bearbeitung roher Arznei-Substanzen, entstehen Bereitungen, welche hiedurch erst die volle Fähigkeit erlangen, die leidenden Theile im kranken Organism treffend zu berühren und so durch ähnliche, künstliche Krankheits-Affection dem in ihnen gegenwärtigen Lebensprincipe das Gefühl der natürlichen Krankheit zu entziehen. Durch diese mechanische Bearbeitung, wenn sie nach obiger Lehre gehörig vollführt worden ist, wird bewirkt, daß die, im rohen Zustande sich uns nur als Materie, zuweilen selbst als unarzneiliche Materie darstellende Arznei-Substanz, mittels solcher höhern und höhern Dynamisationen, sich endlich ganz[1] zu geistartiger Arznei-Kraft subtilisirt und umwandelt, welche *an sich* zwar nun nicht mehr in unsere

1) Man wird diese Behauptung nicht unwahrscheinlich finden, wenn man erwägt, daß bei dieser Dynamisations-Weise, (deren Präparate ich nach vielen mühsamen Versuchen und Gegen-Versuchen als die kräftigsten und zugleich mildest wirkenden, d. i. als die vollkommensten befunden habe) das Materielle der Arznei sich bei jedem Dynamisations-Grade um 50,000 mal verringert und dennoch unglaublich an Kräftigkeit zunimmt, so daß die fernere Dynamisation der in 125,000,000,000,000,000,000 erst zur dritten Potenz, zum Kubik-Inhalt erhobnen Cardinale, (50,000), wenn man letztere mit sich selbst multiplicirt und so in stetiger Progression bis zum dreißigsten Grade der Dynamisation fortschreitet, einen Bruchtheil giebt, der sich kaum mehr in Zahlen aussprechen lassen würde. Ungemein wahrscheinlich wird es hiedurch, daß die Materie mittels solcher Dynamisationen (Entwickelungen ihres wahren, innern, arzneilichen Wesens) sich zuletzt gänzlich in ihr individuelles geistartiges Wesen auflöse und daher in ihrem rohen Zustande, eigentlich nur als aus diesem unentwickelten geistartigen Wesen bestehend betrachtet werden könne.

Sinne fällt, für welche aber das arzneilich gewordene Streukügelchen, schon trocken, weit mehr jedoch in Wasser aufgelöst, der *Träger* wird und in dieser Verfassung die Heilsamkeit jener unsichtbaren Kraft im kranken Körper beurkundet.

Anmerkung des Verlages: Beim Neusatz des § 270 waren geringfügige Veränderungen von Hahnemanns Fußnotenzeichen notwendig. Sie lassen sich wie folgt auflösen:

Organon	hier
Fußnote 1, S. 245	Fußnote 1, S. 49
Fußnote 1, 2, 3, 4, S. 247	Fußnoten 1, 2, 3, 4, S. 51
Fußnote 1, S. 248	Fußnote 5, S. 51
Fußnote 1, S. 249	Fußnote 1, S. 53

Aus typographischen Gründen wurden ferner die gesperrten Hervorhebungen des Organon in *Kursivschrift* umgewandelt. Eine *gesperrt-kursive* Hervorhebung in § 270 wurde ***fett-kursiv*** wiedergegeben.

Literaturnachweis

1. Barthel, P.: Das Vermächtnis Hahnemanns — die 50-tausender Potenzen. In: AHZ 2/90.

2. Barthel, P.: Das Vermächtnis Hahnemanns — die Qualität der homöopathischen Arznei. In: KH 3/93.

3. Choudhary, A.: 50 Millesimal Potency in Theory and Practice. B. Jain Publishers, New Delhi 1991.

4. Curry, M.: Der Schlüssel zum Leben. Schweizer Druck- und Verlagshaus Zürich, o. J. (ca. 1948).

5. Grimm, A.: Hahnemanns 50000er Potenzen und die 22700er Potenzen des HAB. In: KH 4/91.

6. Hahnemann, S.: Chronische Krankheiten, Band 1. O Verlag, Berg 1983; Haug Verlag, 1979.

7. Hahnemann, S.: Organon, 5. Auflage. Haug Verlag, Heidelberg 1987.

8. Hahnemann, S.: Organon, 6. Auflage. O Verlag, Berg 1985; Haug Verlag, Heidelberg 1987.

9. Homöopathisches Arzneibuch. 1. Ausgabe 1978, in der Neufassung von 1985. Deutscher Apotheker Verlag, Stuttgart, Govi-Verlag GmbH, Frankfurt.

10. Keller, G. v.: Über Hochpotenzen. In: KH 4/88.

11. Keller, G. v.: Über Q-Potenzen. In: KH 6/88.

12. Klunker, W.: Anmahnung des HAB I. In: KH 1/92.

13. Künzli v. Fimmelsberg, J.: Die Quinquagintamillesimalpotenzen. In: KH 2/60.

14. Leadbeater, C.W.: Der sichtbare und der unsichtbare Mensch. Bauer Verlag, 5. Auflage, Freiburg 1986.

15. Miller, A.: Das Drama des begabten Kindes. Suhrkamp Verlag, Frankfurt 1979.

16. Schmidt, J. M.: History and relevance of the 6th edition of the Organon of Medicine (1842). In: British Homœopathic Journal 1/94.

Index